Este libro pertenece a:

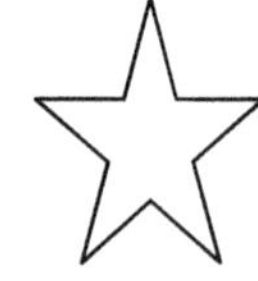 

____

¿ESA ES MI ABUELITA?

Escrito y Ilustrado

por

Jennylynd James, Ph.D.

Published by Jennylynd James Enterprises
Toronto, Canada

JennylyndJames@gmail.com
http://jennylyndjames.com/books

Página dedicatoria

A mi madre, Gloria James, que sufrió con la enfermedad de Alzheimer durante muchos años.

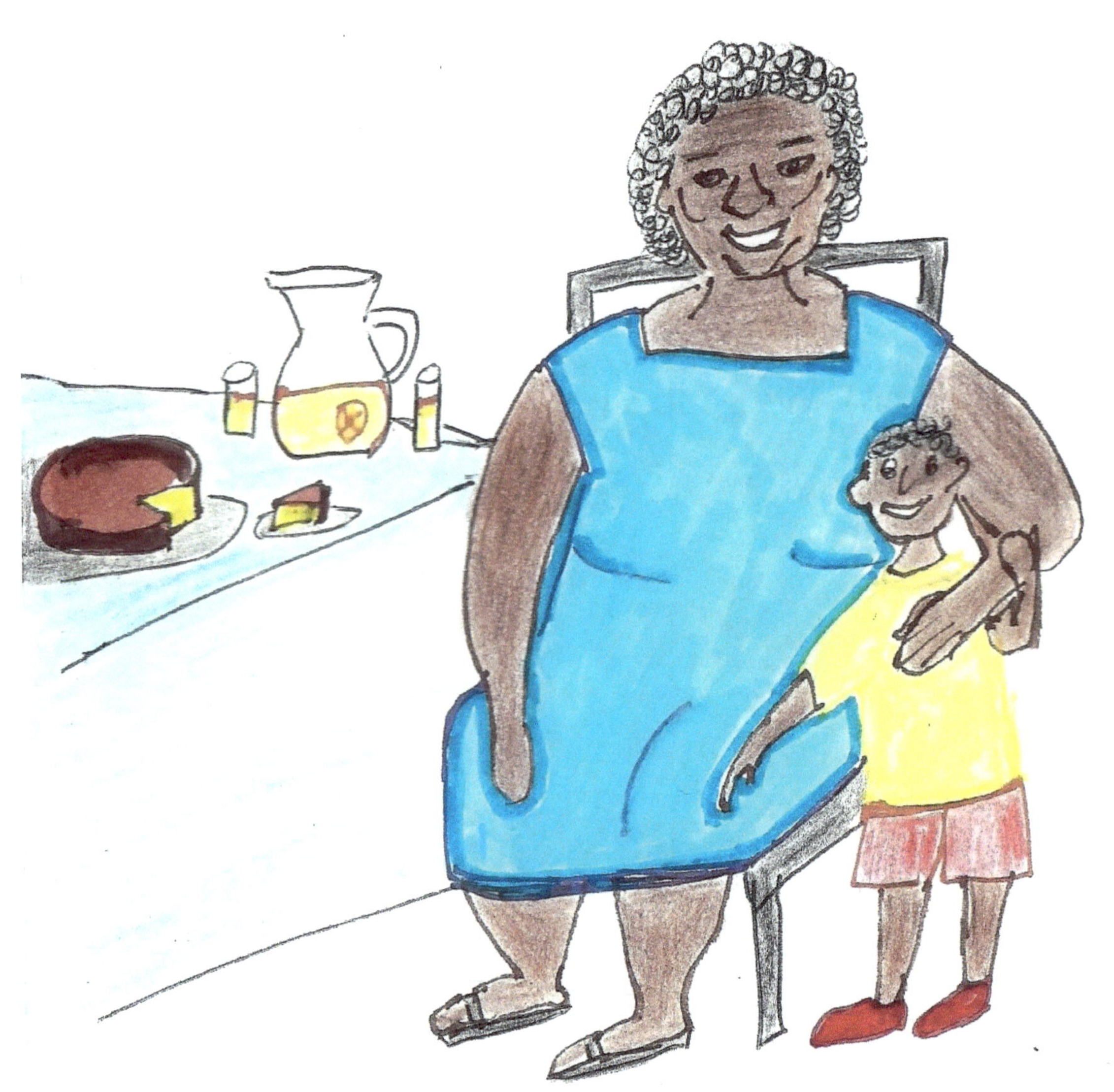

Mi abuelita vive sola en una casa en Diamond Vale, Diego Martin.

Ella es grande y alta, y muy fuerte. Mi abuelita cultiva frutas en el patio trasero y le encanta cuidar sus plantas.

Mi abuelita me abraza cuando vamos a visitarla. Ella me da bizcocho para comer y jugo de naranja para beber.

Mi abuelita siempre me da un gran abrazo y un beso en mis mejillas.

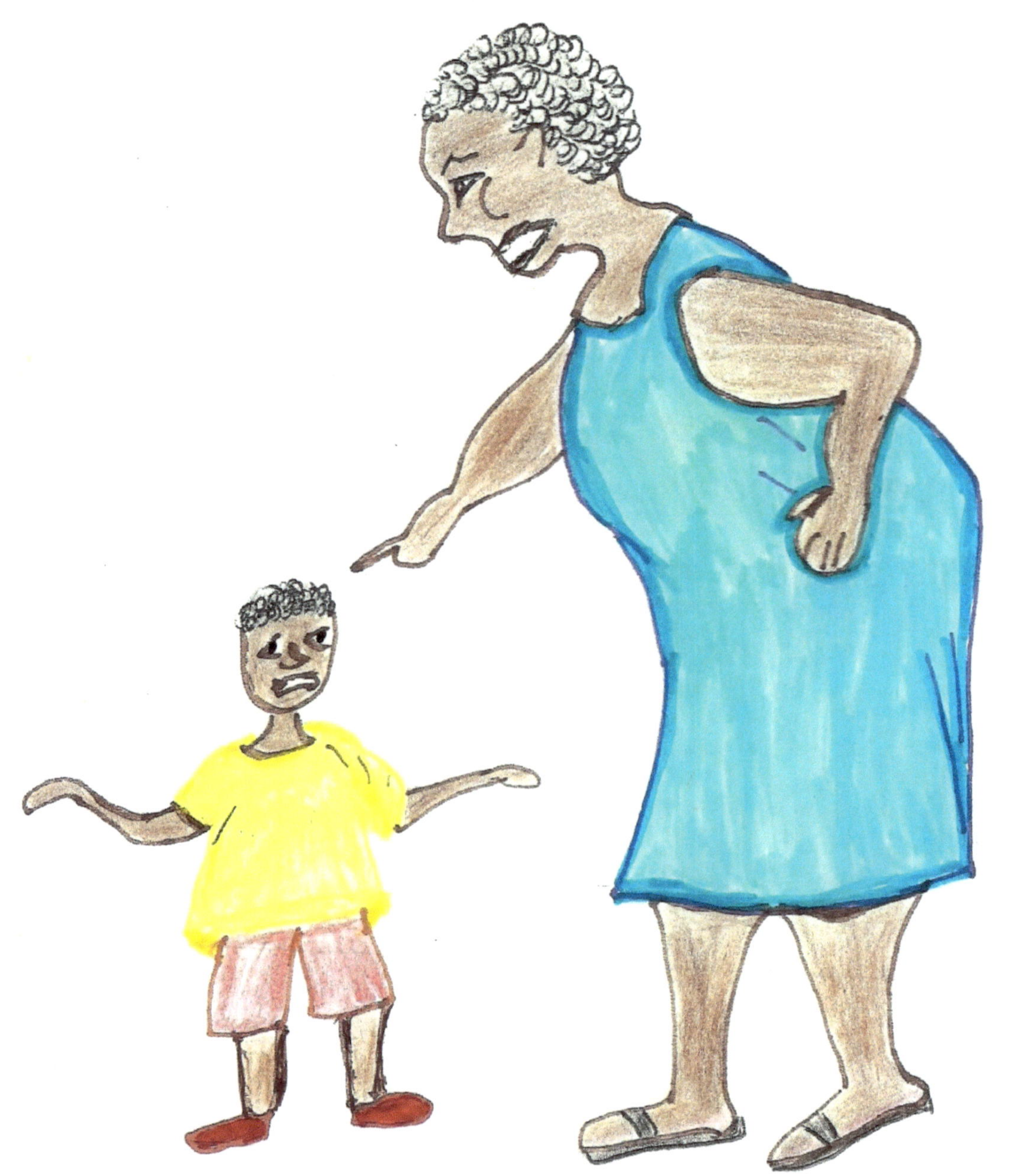

Un día, mi abuelita me pellizcó y me mostró una cara fea.

La siguiente vez que fui a visitarla, ella me gritó y me dijo que dejara de hablar.

La abuelita no es agradable. ¿Por qué se comporta así?

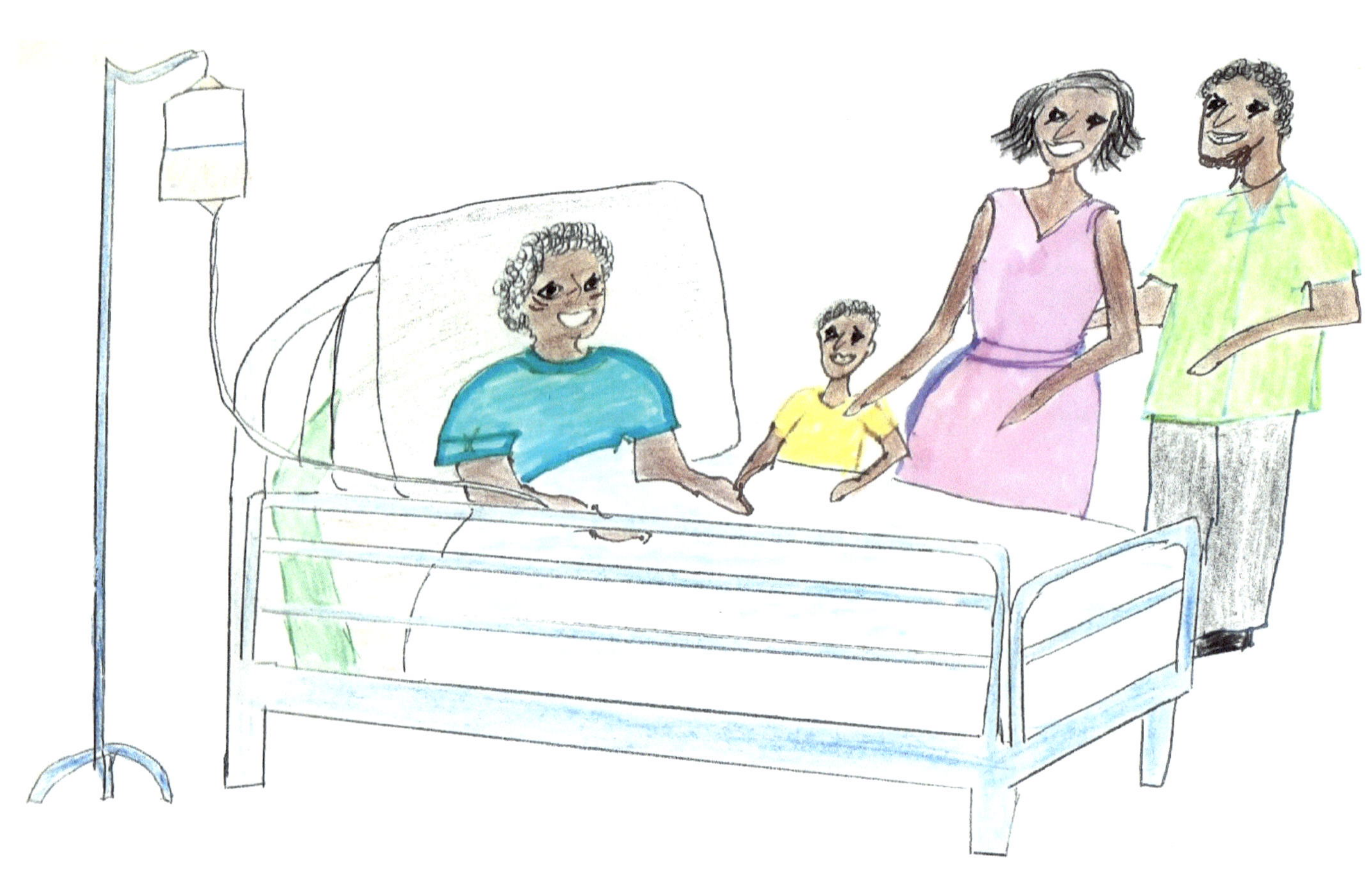

Después de eso, la abuelita se enfermó y fuimos a verla al hospital.

Mi madre dijo que la abuelita tendría que quedarse en otra casa.

La abuelita necesitaba que la gente la ayudara todo el tiempo.

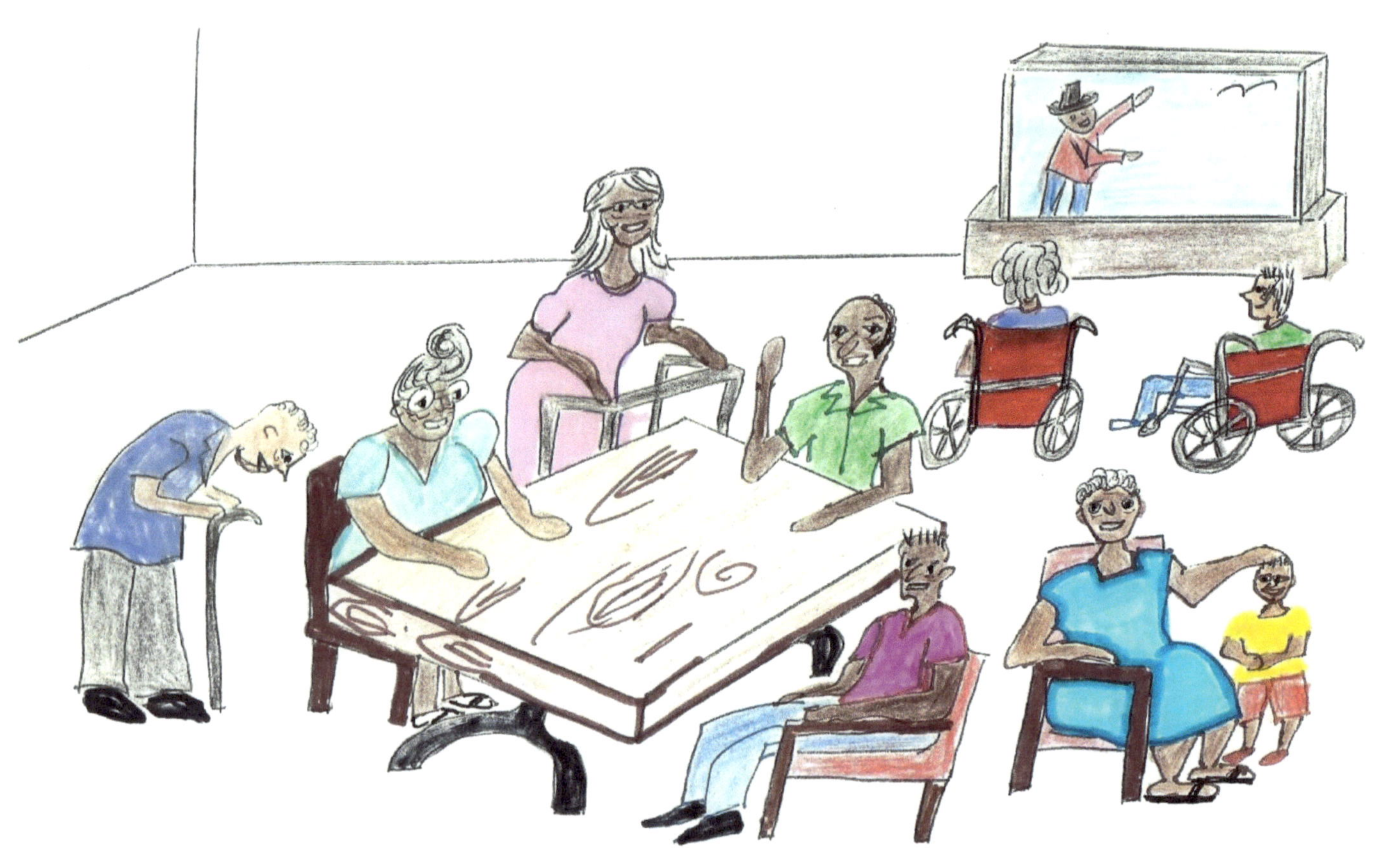

Ayudamos a la abuelita a empacar su ropa. Se fue a vivir a un hogar con muchas otras abuelitas y abuelos.

Poco después, fuimos a visitarla a la gran casa nueva.

Las enfermeras caminaron alrededor de la gran casa alimentando y ayudando a todas las abuelitas y abuelos.

La abuelita sonrió cuando nos vio, pero ella olvidó mi nombre.

"¿esa es mi abuelita?" Le pregunté a mi madre.

"Ella tiene la enfermedad de Alzheimer".

"Alz ... hei ... ¿qué? Esa es una palabra muy grande. No sé cómo deletrear eso ", dije.

"Cuando las personas tienen la enfermedad de Alzheimer, a veces olvidan tu nombre", dijo mi madre.

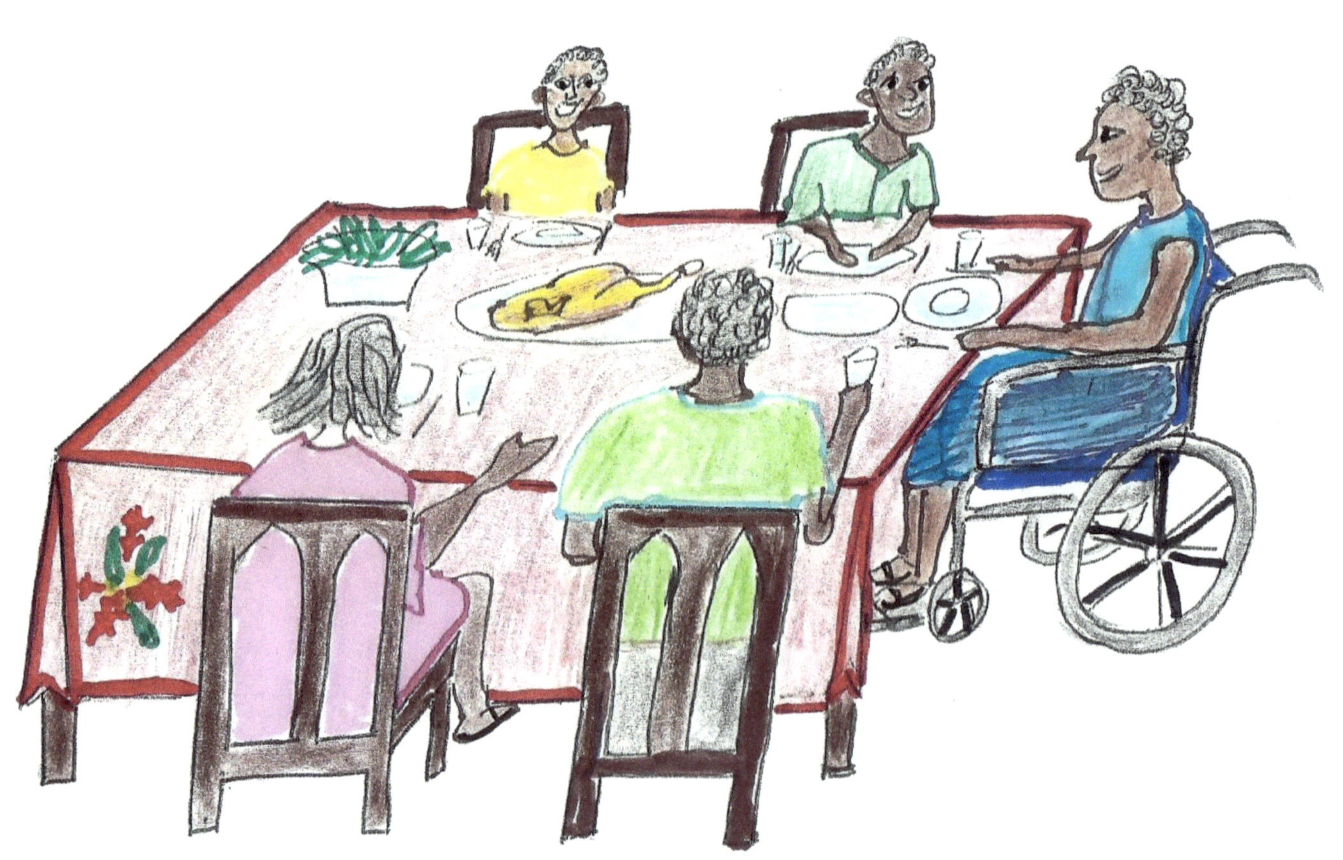

Mucho tiempo después, trajimos a la abuelita a su casa para cenar con nosotros.

La abuelita no puede caminar. Ahora ella tiene que sentarse en una silla de ruedas y nosotros la empujamos.

La abuelita dice lo mismo una y otra vez.

Ella me llamó Wallace y sonrió.

"Ese no es mi nombre, abuelita. Ese es el nombre de tu hermano.

¿esa es mi abuelita? —Le pregunté.

"Ella tiene la enfermedad de Alzheimer y empeorará", dijo mamá.

"Puede empeorar? Eso suena aterrador ", dije.

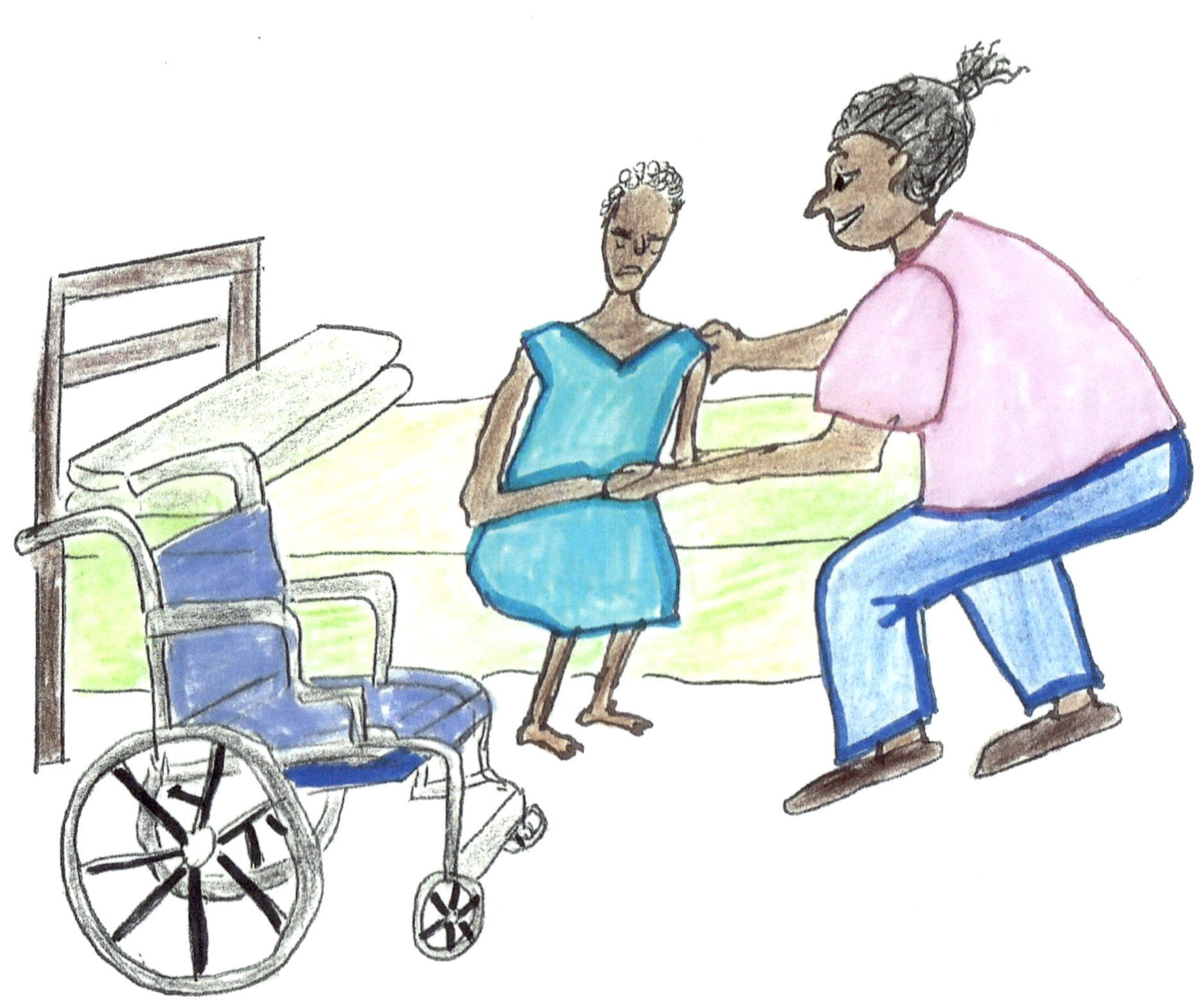

Después de algunos meses volvimos a visitar a la abuelita, pero no podía levantarse de la cama.

Se recostó en la cama mirándonos con ojos tristes.

La enfermera tenía que alimentarla.

Ni siquiera puede ir al baño. La abuelita usa pañales grandes como un bebé.

La enfermera tiene que cambiarle los pañales.

"¿esa es mi abuelita?" Pregunté.

"Ella está en la última etapa de la enfermedad de Alzheimer", dijo mi madre.

"La abuelita es como un bebé. Ella necesita mucha ayuda ".

Me sentí muy triste por mi abuelita y le di un gran abrazo.

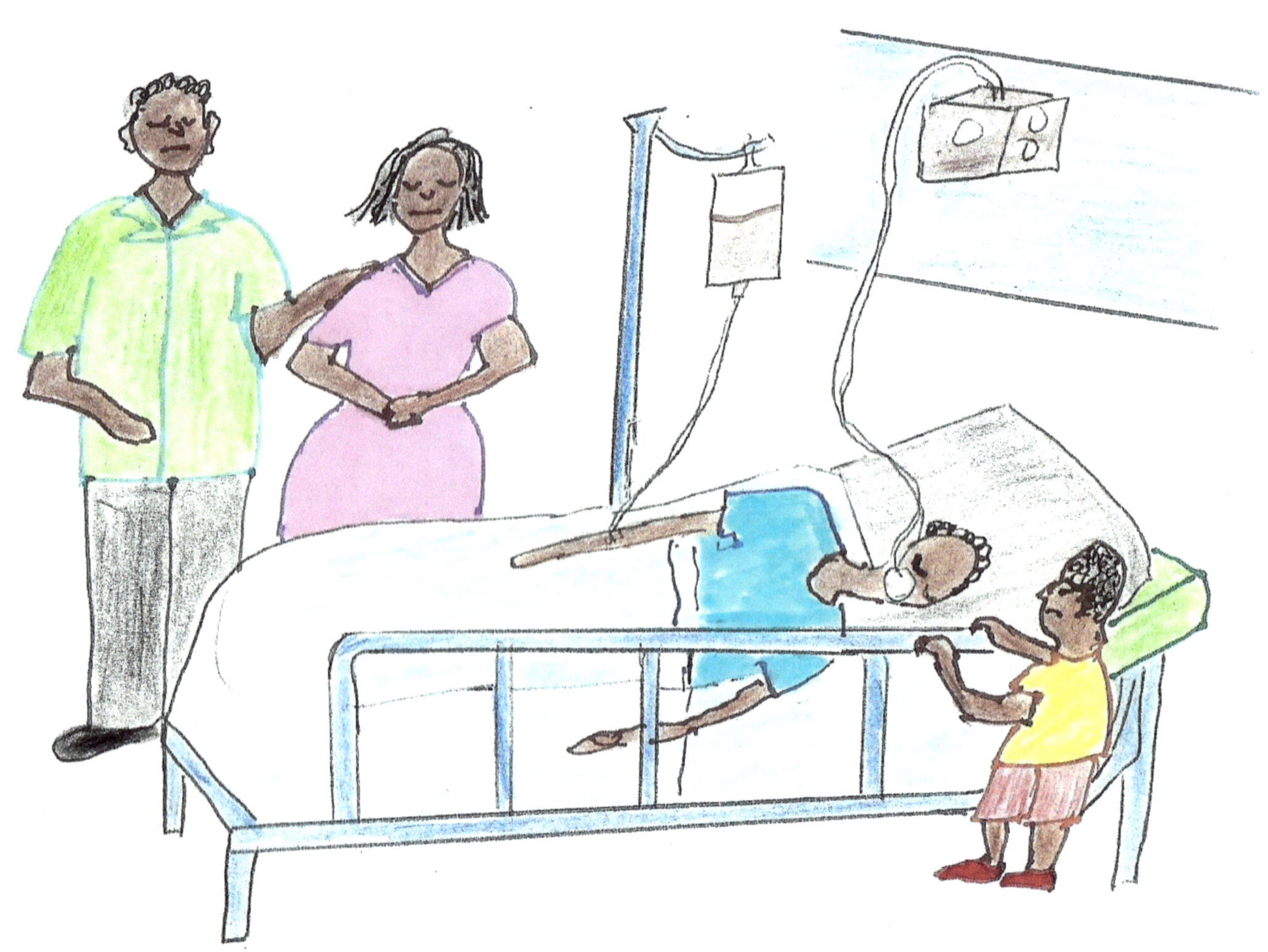

Poco después, mis padres me llevaron al hospital.

La abuelita estaba acostada en la cama con los ojos cerrados.

Ella no podía hablar, no podía moverse y tenía muchos tubos conectados.

"La abuelita está realmente enferma y no estará con nosotros por mucho tiempo", dijo papá. '¿Quieres despedirte de ella?'

"Pero ella no puede oírme", le dije.

"Eso está bien", dijo papá. "Ella sabrá que estás aquí".

Me despedí de la abuelita y la besé en la mejilla.

Espero que ella me haya escuchado.

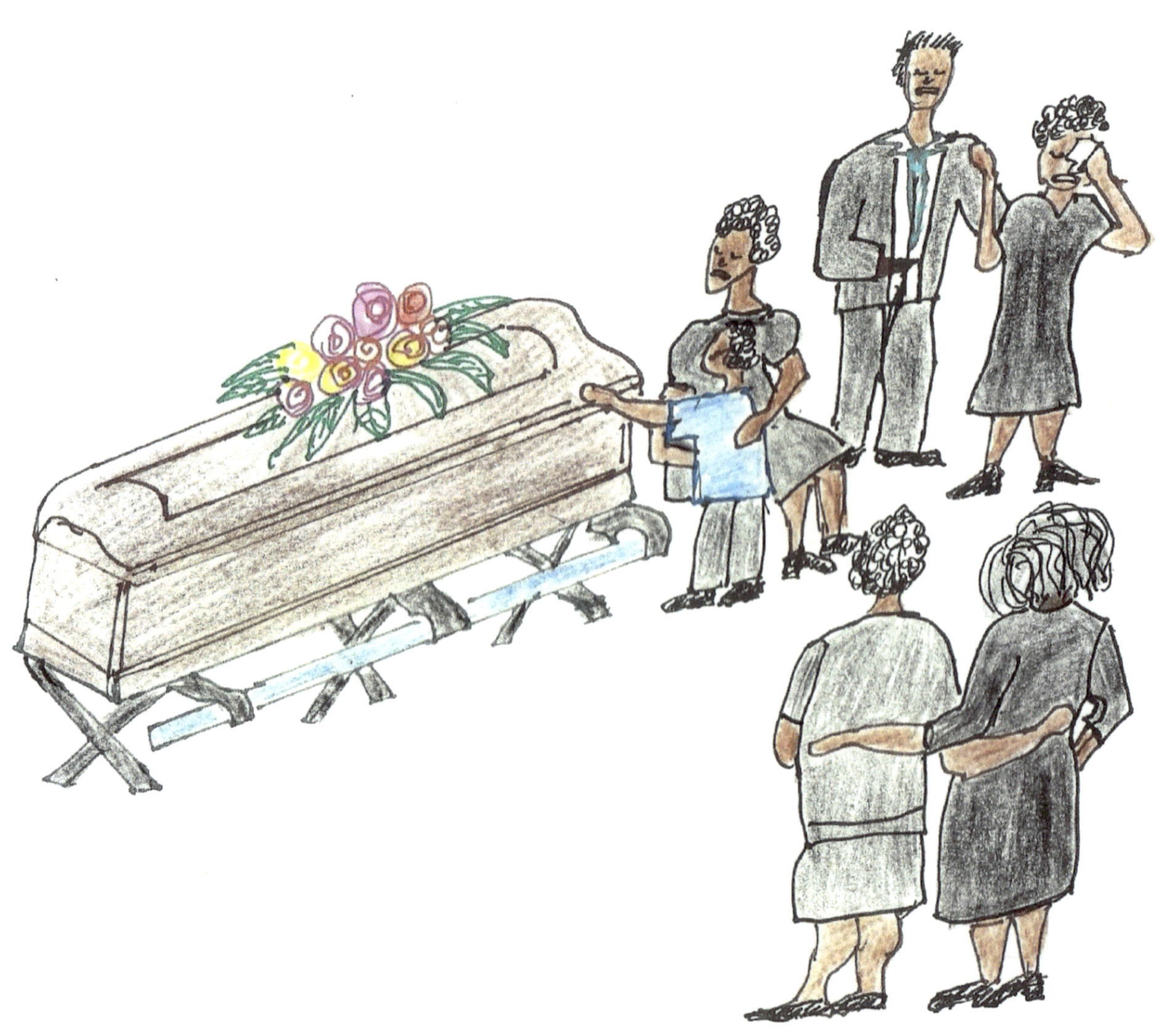

Después de eso, vi a la abuelita en la gran iglesia. Estaba vestida elegante y parecía que estaba dormida, acostada en una caja.

"¿Qué caja es esta?" Le pregunté a mamá.

"Se llama ataúd", dijo. "La abuelita está dormida para siempre".

Todos cantamos para la abuelita. Tías, tíos, primos y amigos vinieron a despedirse.

Todos lloraron.

Pero yo no lloré, porque mamá dijo que la abuelita está en un lugar mejor.

Adiós, adiós abuelita. Te amamos.

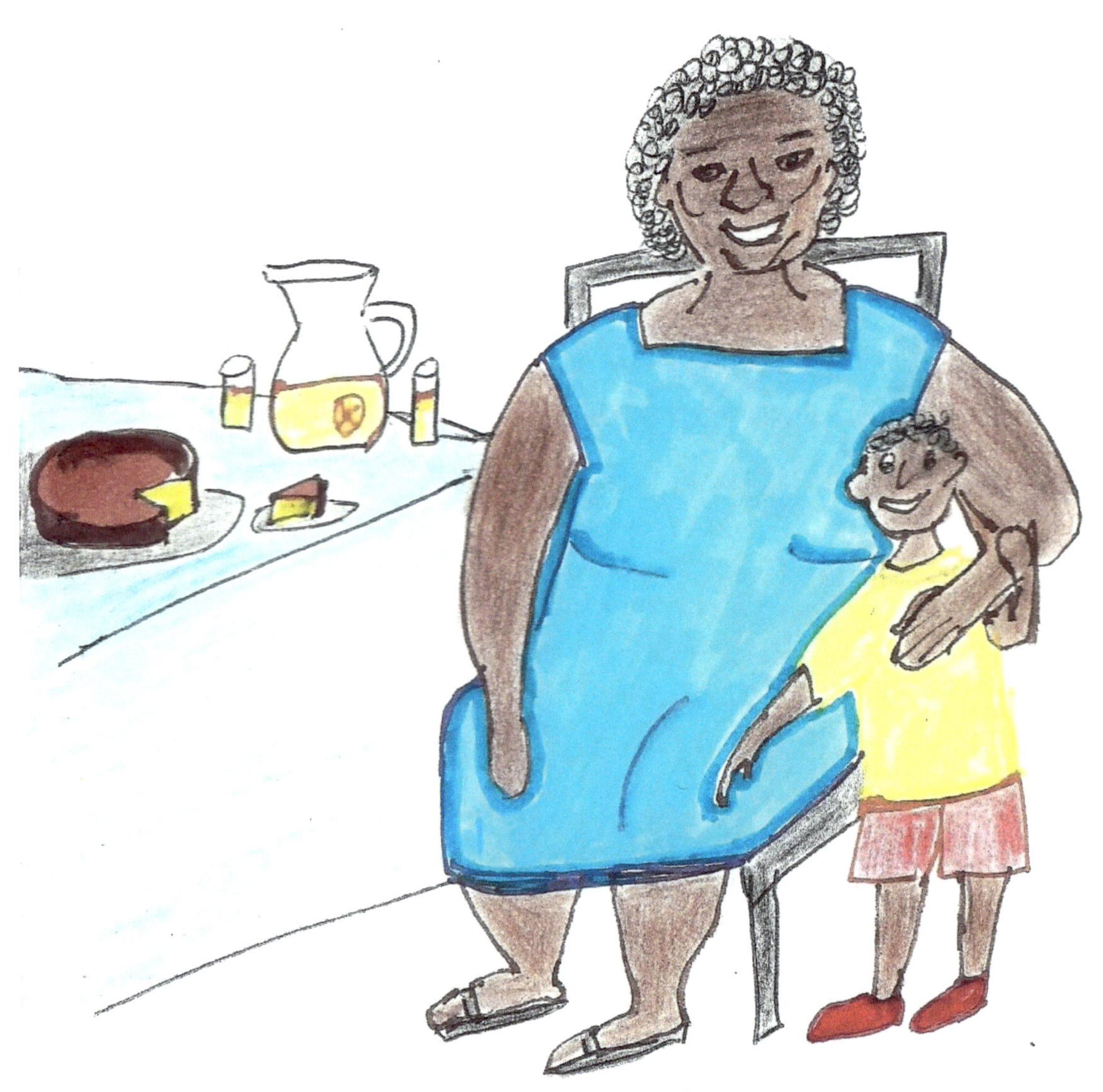

ACERCA DEL LIBRO

La enfermedad de Alzheimer se describe como el deterioro progresivo de la mente, la personalidad y el cuerpo, causado por la degeneración del cerebro. La enfermedad puede comenzar a fines de la mediana edad y continuar en la vejez, pero se desconoce qué causa los daños al cerebro. Aprender sobre el viaje de otra familia a veces puede ayudar a comprender y a prepararse, si a su ser querido se le diagnostica la enfermedad de Alzheimer. Todos los pacientes se ven afectados por la enfermedad de Alzheimer de manera diferente, pero la montaña rusa emocional es universal para los cuidadores y los miembros de la familia.

Este libro "¿Esa es mi abuelita?" Está destinado a abordar las emociones que experimentan los niños pequeños al tratar con un abuelo que padece la enfermedad de Alzheimer. El niño puede sentirse confundido cuando un abuelo perfectamente amoroso se convierte en un individuo enojado o peleón. Un niño también tendría dificultades para entender por qué su abuelo está en el hospital y no puede hablar o no puede caminar. Aunque la enfermedad de Alzheimer es una enfermedad extendida, los padres pueden tener dificultades para explicar los signos y síntomas de la enfermedad a los niños pequeños.

"¿Esa es mi abuelita?" Explora las fases en el viaje de una abuelita con la enfermedad de Alzheimer como se observa a través de los ojos de un niño. Debe aceptar los cambios en el cuerpo y el carácter de su abuelita y aceptar su muerte final. El libro se basa de manera general en las experiencias de mis sobrinos con su abuelita que sufrió con la enfermedad de Alzheimer durante muchos años.

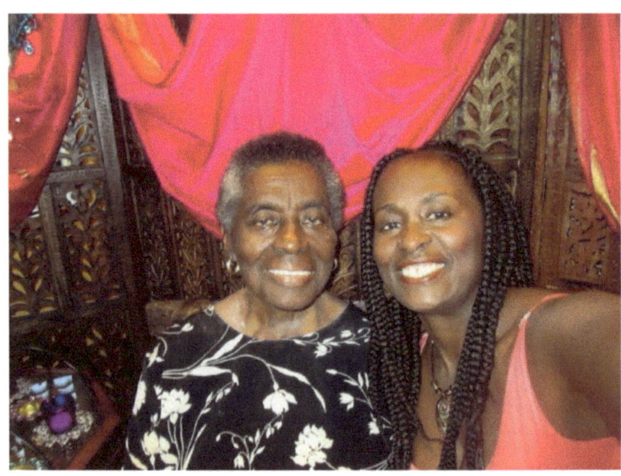

Foto: Jennylynd James con su madre, Gloria James

SOBRE LA AUTORA

Jennylynd James es una mujer del "Renacimiento": una artista, escritora y música, con una larga historia de trabajo como científica de la alimentación. Jennylynd nació en Trinidad y Tobago y obtuvo un Doctorado en ciencias de la alimentación en la Universidad McGill, Canadá, y trabajó en este campo durante más de 20 años para grandes empresas multinacionales en los Estados Unidos, Irlanda y Canadá. Mientras vivía en Irlanda, tenía su propio negocio de procesamiento de alimentos. Cuando la economía irlandesa se derrumbó tras una recesión mundial, Jennylynd decidió cerrar el negocio y mudarse a Canadá. Jennylynd vive en Toronto, Canadá, donde ha adoptado auto expresarse a través del arte, la música y la escritura como un nuevo estilo de vida. Ella hapa escrito una serie de memorias de viaje para relatar sus muchas aventuras en la reubicación. Jennylynd experimentó el lento fallecimiento de su madre con la enfermedad de Alzheimer desde 2006 hasta 2018. Otros miembros de la familia, como sus sobrinos y su hija, se sintieron desconcertados por los cambios en el estado físico y mental de su abuelita a lo largo de los años. Ella quiere que sus historias de resiliencia y prosperidad empoderen y motiven a los lectores.

http://jennylyndjames.com/books/

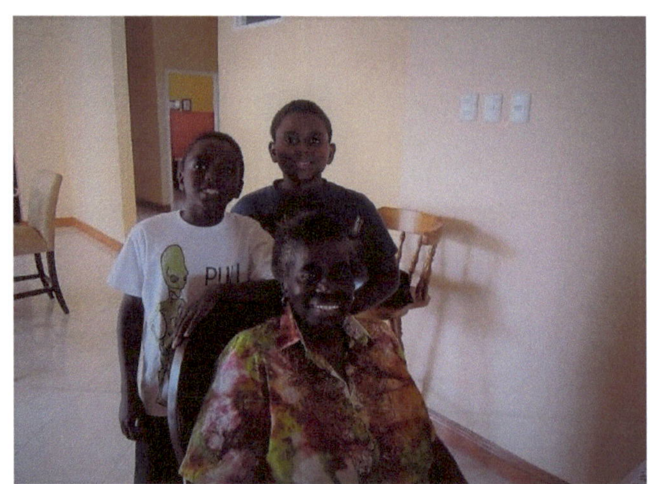

Fotografía: Sobrinos, Marco y Nicolás con su abuelita, Gloria James.